NOTICE

SUR LES

EAUX DE TARASP-SCHULS

BASSE ENGADINE, Canton des Grisons (SUISSE)

PAR

Le Docteur KILLIAS

MÉDECIN DES BAINS, A COIRE

Traduite de l'Allemand sur la septième édition

AVEC DE NOMBREUSES ADDITIONS DE L'AUTEUR

PAR

C. NICATI

Docteur de l'Université d'Utrecht, 1822, et Médecin à Aubonne.

« Miraculum naturæ. »
Conradus Gessnerus, 1577.

PARIS

V. ADRIEN DELAHAYE ET Cie, LIBRAIRES-ÉDITEURS

PLACE DE L'ÉCOLE-DE-MÉDECINE

1876

NOTICE

SUR LES

EAUX DE TARASP-SCHULS

PARIS. — IMPRIMERIE DE E. MARTINET, RUE MIGNON, 2.

NOTICE

SUR LES

EAUX DE TARASP-SCHULS

BASSE ENGADINE, Canton des Grisons (SUISSE)

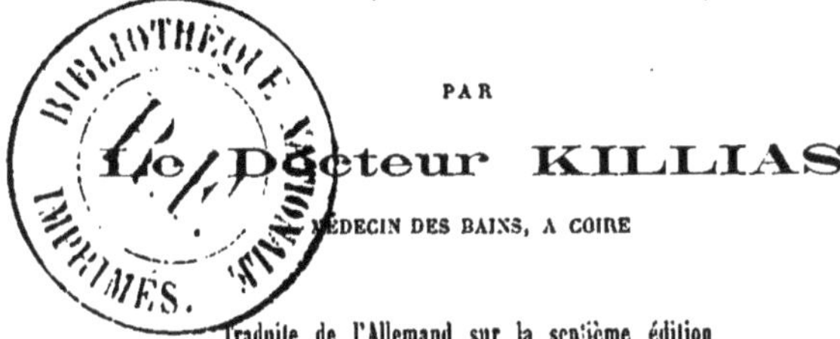

PAR

Le Docteur KILLIAS

MÉDECIN DES BAINS, A COIRE

Traduite de l'Allemand sur la septième édition

AVEC DE NOMBREUSES ADDITIONS DE L'AUTEUR

PAR

C. NICATI

Docteur de l'Université d'Utrecht, 1822, et médecin à Aubonne.

« Miraculum naturæ. »
Conradus Gessnerus, 1577.

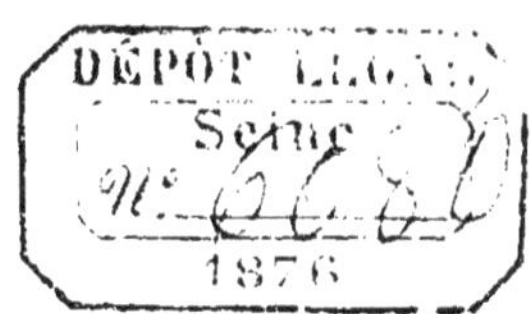

PARIS

V. ADRIEN DELAHAYE ET Cie, LIBRAIRES-ÉDITEURS

PLACE DE L'ÉCOLE-DE-MÉDECINE

1876

PRÉFACE

Le docteur E. Killias à Coire, depuis plusieurs années médecin des eaux de Tarasp, désirant faire connaître au public médical de langue française les eaux minérales de la basse Engadine, sa patrie, m'a chargé de la traduction de la présente notice et des nombreuses additions faites en dernier lieu à l'ouvrage allemand.

Convaincu de la grande efficacité des eaux de Tarasp, et ayant tout lieu de croire qu'elles ne sont que peu ou point connues, c'est avec le plus grand plaisir que j'ai accepté la mission d'attirer, autant qu'il dépendrait de moi, l'attention du public resté étranger non-seulement aux travaux scientifiques de la Suisse allemande, mais encore à l'existence de notre établissement de bains.

Les eaux de Tarasp réunissent, au plus haut degré, la composition chimique des eaux les plus renommées de l'Allemagne, celles de Kissingen, de Carlsbad, de Marienbad, etc. Elles sont situées dans une riante vallée des

Alpes du canton des Grisons, d'un abord rendu facile depuis quelques années, grâce à de nouvelles routes postales; les étrangers y trouvent toutes les facilités pour leur séjour, et toutes les ressources de la médecine. A côté de sources riches en principes minéraux et de bains propres à compléter l'effet des eaux en boisson, ils trouvent à Tarasp une contrée des plus salubres et un vrai climat de montagne; climat qui depuis quelques années attire dans les hautes vallées des Grisons un nombre toujours croissant de personnes atteintes de maladies de poitrine; elles y trouvent une guérison ou un soulagement, qu'elles cherchent vainement dans des régions plus méridionales.

Toutes ces raisons m'ont engagé à faire ressortir que dans notre Suisse, il existe des eaux minérales, pouvant avec succès rivaliser avec les sources les plus en renom de la Bavière et de la Bohême.

Si je réussis à donner aux eaux de Tarasp une part de la renommée à laquelle elles ont un droit bien légitime, mes vœux seront remplis, et l'œuvre de mes vieux jours aura sa récompense.

C. NICATI, Dr-méd.

De l'Université d'Utrecht, 1822.

Aubonne, en avril 1876.

NOTICE

SUR LES

EAUX DE TARASP-SCHULS

PREMIÈRE PARTIE

DESCRIPTIVE ET HISTORIQUE

SITUATION ET TOPOGRAPHIE

Les sources minérales de Tarasp sont situées en Suisse, canton des Grisons, dans la partie inférieure de l'étroite vallée de la basse Engadine; vallée qui s'ouvre à l'orient sur le Tyrol, tandis qu'au midi elle est séparée de l'Italie par la haute chaîne des Alpes. Personne n'ignore que depuis quelques années les Grisons sont devenus le but des voyages de nombreux touristes. Les eaux de Saint-Moritz en particulier, déjà connues de Paracelse, ont acquis une célébrité européenne et une incontestable réputation dans le monde médical. La partie supérieure de la vallée, c'est-à-dire la haute Engadine, jouissait seule de cette célébrité; et ce n'est que depuis sept ou huit ans que la basse Engadine commence à attirer l'attention des touristes et des médecins.

Cependant cette contrée, plus que toute autre, mérite d'être tirée de l'oubli; car elle ne le cède en rien aux plus pittoresques vallées des Alpes, mais elle possède en outre de nombreuses sources minérales qui, par leur abondance, la qualité et la variété des principes qu'elles renferment, peuvent rivaliser avec les eaux les plus célèbres de l'Europe.

Tarasp-Schuls, les deux localités où jaillissent les sources minérales sont à une demi-journée de Saint-Moritz et à trois lieues de Martins-Bruck, frontière du Tyrol. Elles sont placées à environ 1300 mètres au-dessus du niveau de la mer, vis-à-vis l'une de l'autre, sur les rives de l'Inn qui les sépare.

On se rend sans difficulté à Tarasp, du côté du nord et de l'ouest par le chemin de fer, jusqu'à la station de Landquart dans la vallée du Rhin, d'où une bonne diligence vous conduit le même jour à destination, passant par les vallées du Prätigau et de Davos, et traversant le col élevé de la Fluéla.

On peut aussi aller jusqu'à Coire en chemin de fer et de là atteindre la basse Engadine par les passages du Julier de l'Albula ou de la Fluéla.

La voie la plus courte depuis l'Italie est celle par Chiavenna, le val Bregaglia et le col de la Maloja qui conduit dans la haute Engadine d'où l'on descend en suivant la grande route le long de l'Inn.

Il existe enfin dans le Tyrol d'excellentes routes postales qui depuis Innsbruck, Botzen et Meran conduisent à la frontière suisse à Martinsbruck.

Le village de Schuls (1215 mètres) est situé sur la rive gauche de l'Inn, sur la pente d'une colline bien tournée au soleil. Le chef-lieu de la vallée s'étend sur une terrasse assez grande et bien cultivée, il compte 900 habitants, tous protestants. Presque en face et sur la rive droite de l'Inn se trouve Tarasp. On nomme ainsi la réunion de quelques hameaux qui autrefois formaient une enclave appartenant à l'Autriche. Ces habitations dispersées au milieu des prairies ou cachées dans les replis du terrain jusqu'à la hauteur de 1400 mètres, sont dominées par les ruines imposantes du château de Tarasp; elles comptent environ 300 habitants tous catholiques. Le groupe de maisons le plus rapproché des sources minérales se nomme Vulpera. C'était l'unique endroit où les baigneurs pouvaient autrefois trouver à se loger. Tout au bas de Vulpéra l'Inn coule au fond d'une gorge resserrée, dans laquelle jaillissent les sources de Tarasp. C'est près de là que la société propriétaire des eaux a fait bâtir le nouvel établissement (*Kurhaus*) de Tarasp-Schuls, qui réunit toutes les conditions de confort et d'agrément désirables.

CLIMATOLOGIE.

L'expérience des dernières années a mis hors de doute les heureux effets du climat de montagne et du séjour dans les hautes Alpes sur les affections si nombreuses où il s'agit de fortifier les constitutions épuisées et de rendre aux organes le ressort et l'énergie qui leur manquent. Les vallées de l'Engadine sont d'ores et déjà renommées pour leurs stations sanitaires, mais quel immense avantage n'y a-t-il pas pour les malades de pouvoir associer à un climat alpin l'action bienfaisante d'eaux minérales si riches en effets thérapeutiques.

Le médecin qui connaît les effets, souvent merveilleux, du climat des hautes Alpes et sait combien le séjour dans leurs vallées favorise le développement des forces musculaires, conserve et améliore les santés compromises par le séjour des villes et le tracas des affaires; ce médecin, dis-je, n'hésitera pas à conseiller une cure qui offre d'aussi nombreux éléments de succès dans toutes les affections où il convient de fortifier le système nerveux et de rendre aux organes l'activité et le ton qu'ils ont perdus. Il est inutile d'insister davantage sur l'effet salutaire de l'air de la montagne dans les maladies des organes de la respiration et de la digestion, il est suffisamment connu, mais nous tenons à dire qu'une longue expérience nous a convaincu que c'est précisément grâce à cet air que Tarasp l'emporte sur les eaux minérales d'autres pays. Nombre de guérisons sont peut-être autant l'effet du bon air que celui des eaux.

Mais ce ne sont pas seulement les eaux et le climat de Tarasp qui recommandent cette localité. Ses beautés naturelles la feront toujours plus apprécier. Où trouver en effet de plus riches prairies, de plus riantes collines, parsemées d'habitations et couvertes de champs et de vergers bien cultivés, qui font contraste avec la paisible majesté des Alpes! Cependant le caractère alpestre n'est pas aussi marqué dans la basse Engadine que dans la haute. Ici la végétation est plus riche et plus variée, et les champs d'orge et de blé se voient jusqu'à une hauteur de 2000^{m}, quelques arbres fruitiers ornent les vergers de Schuls et toute la flore indique un climat moins âpre que celui de la haute Engadine.

Il en a tous les éléments fortifiants, avantageusement modifiés par un air généralement doux, qui n'est troublé ni par les changements brusques de température, ni par les subites chutes de neige; avantages bien précieux pour les constitutions faibles et délicates. L'air doux et légèrement humide que l'on respire à Tarasp est surtout un immense bienfait pour les personnes convalescentes ou nerveuses, et pour celles atteintes d'anémie qui ne peuvent supporter le rude climat des hautes Alpes.

Quant à la température, les observations faites à l'établissement des bains et suivies pendant douze ans (de 1862 à 1875), durant la saison des eaux du 10 juin au 20 septembre, nous donnent les résultats suivants en degrés du thermomètre centigrade :

MOIS.	MAXIMUM.	MINIMUM.	MOYENNE.
Du 10 au 30 juin...........	27°.10	4°.50	13°.70
Juillet.......................	30°.60	5°.50	16°.18
Août..........................	27°.80	3°.00	14°.56
Du 1er au 20 septembre.......	26°.00	1°.40	12°.79
La Saison....................	30°.60	1°.40	14°.44

Les variations diurnes de la température, entre sept heures du matin et neuf heures du soir, ne dépassent pas 9° cent. Les observations faites à Schuls présentent un résultat pareil, tandis que celles de Vulpera qui est de

90 mètres plus élevé et tourné au nord donnent une moyenne de 1/2 à 1° plus basse. La hauteur moyenne du baromètre est, pendant la belle saison, de 655 à 660 millimètres, et l'humidité de l'air varie entre le 65 et 75 pour 0/0. La proportion de vapeur aqueuse suspendue dans l'air à midi s'est élevée pendant l'été 1875 à 60,5 pour 0/0 de l'hygromètre de Saussure.

La quantité d'eau qui tombe sous forme de pluie paraît assez considérable, si l'on ne tient compte que des jours où il pleut, mais elle est en réalité assez insignifiante, puisqu'il ne s'agit le plus souvent que d'une averse passagère, en sorte que les jours de pluie qui empêchent les malades de sortir sont une exception, et que souvent la saison des eaux se passe sans que les malades ayent été retenus dans leurs chambres par le mauvais temps. Du reste, la basse Engadine est peu sujette à la pluie; c'est ce que montrent les observations de la commission météorologique suisse; ainsi nous apprenons que pendant cinq ans, de 1864 à 1868, la quantité de pluie tombée pendant les mois d'été, juin à août, a été :

Au Rigi-Culm. de 958 millimètres,
A Montreux de 362,50 millimètres,
A Zernetz, basse Engadine, de 222 mil. seulement.

Nos observations particulières constatent que, dans la saison des eaux, il n'y a guère que 12 à 20 jours de pluie un peu forte. La partie du ciel qui reste couverte de nuages est en moyenne le 55 pour 0/0 de la voûte céleste. Enfin la quantité d'ozone contenue dans l'air est d'après les observations des deux dernières années de 5° à 6° de l'échelle de Schönbein.

A propos des données météorologiques que nous venons de résumer, il convient d'insister sur ce fait qu'il y a entre le climat de la basse Engadine et celui de la haute une sensible différence. Cette différence permet d'ouvrir la saison des eaux à Tarasp dès le commencement de juin, et de la prolonger jusqu'à la mi-septembre, car c'est précisément le moment où la température est le plus agréable et que les journées constamment belles offrent aux malades les meilleures conditions pour prolonger leur séjour, puisque à ce moment la température moyenne se maintient encore à 4° cent. Il en résulte que la saison des eaux peut sans inconvénient s'ouvrir à Tarasp dès les premiers jours de juin et se prolonger bien au delà du milieu de l'été, le fait est en contradiction formelle avec l'opinion générale qui assimile le climat de la basse Engadine à celui bien plus sévère de la haute.

Il est incontestable que le climat des Alpes Grisonnes offre un grand contraste avec celui des Alpes orientales et centrales par sa température moyenne sensiblement plus élevée. Cette différence peut tenir à l'influence des vents du sud (le Foehn) ou à certaines conditions orographiques. Ce qui prouve encore la douceur du climat de ces vallées, c'est la limite des forêts et des maisons habitées toute l'année plus élevée de quelques centaines de mètres que dans le reste de la Suisse. Entre toutes les vallées Grisonnes, c'est celle de l'Engadine prise dans son ensemble qui est la plus favorisée à cet égard. La basse Engadine en particulier comparée à la haute, jouit d'une température moyenne annuelle sensiblement plus élevée que sa voisine et ce n'est pas seulement à sa moindre élévation au-dessus de la mer qu'il faut attribuer cette différence; elle résulte d'autres circonstances qui ne se rencontrent pas ailleurs, ainsi le voisinage du Tyrol méridional, celui du groupe du Silvretta dont les hautes cimes préservent des vents du nord et dont les glaciers ne descendent pas comme ailleurs jusqu'au fond de la vallée mais restent suspendus aux flancs de la montagne, en sorte que les courants d'air froids qu'ils produisent ne se font pas sentir. Il résulte de l'ensemble de ces circonstances qu'à Tarasp les soirées d'été sont en général fort agréables, au point que les baigneurs peuvent sans inconvénient les prolonger en plein air après le souper.

Une autre preuve que le climat de la basse Engadine est à hauteur égale au-dessus de la mer sensiblement plus chaud que celui de la haute, nous est donnée par la comparaison de deux stations météorologiques du réseau suisse situées à la même élévation (1650 mètres) au-dessus de la mer; l'une est Guarda (basse Engadine), l'autre Scanfs (haute Engadine). La température moyenne de l'année est de 2° cent plus élevée à Guarda qu'à Scanfs, il est vrai que pour les mois d'été cette différence n'est que de 1° cent en plus. La station de Davos, bien que 100 mètres plus basse que Guarda, a cependant une température moyenne moins élevée de tout 1° cent. La même différence existe encore entre la station de Davos (1556 mètres) et celle de Vétan (1647 mètres) dont la belle position fait un *sanatorium* de plus en plus apprécié. La température moyenne de l'été étant à Vétan de 0°,70 cent. et celle de l'année 1°,50 est plus élevée qu'à Davos, localité voisine devenue depuis quelques années le rendez-vous de plusieurs centaines de poitrinaires.

N'oublions pas de constater comme un fait tout à l'avantage de la basse Engadine l'absence presque complète des brouillards si fréquents dans les vallées des Alpes.

Terminons donc cet exposé des conditions climatériques de la basse Engadine, en répétant que sa position et son climat la rendent autant, si ce n'est plus que la vallée de Davos, parfaitement propre, à devenir une station avantageuse, un vrai *sanatorium* pour les personnes souffrant de la poitrine qui depuis quelques années recherchent de plus en plus le séjour des hautes vallées des Alpes. Jusqu'à présent la basse Engadine à ce point de vue particulier n'a pas été appréciée comme elle le mérite, et cependant la phthisie pulmonaire ne s'observe que très-rarement chez la population indigène. Les malades trouveront toutes les facilités pour un séjour prolongé dans notre vallée jusque dans les localités les plus élevées, séjour qui d'après mon expérience personnelle leur sera d'autant plus avantageux qu'ils le prolongeront un certain temps (1).

DES SOURCES MINÉRALES DE LA BASSE ENGADINE EN GÉNÉRAL

La formation géologique qui donne naissance aux nombreuses sources de Tarasp-Schuls est un banc d'argile calcaire noirâtre appartenant aux lias et enclavé dans la roche cristalline (le Gneiss); il est parsemé de blocs de serpentine et de diorite, qui par place se sont fait jour au travers de la masse schisteuse et renferme de nombreuses

(1) Voyez sur ce sujet *E. Killias: Ueber Vetan als Luftkurort.* Chur, bei Hitz et Hail, 1875.

couches de gyps. Cette formation est recouverte dans le flanc méridional de la vallée par un étage de calcaire triasique qui du reste n'entre pour rien dans la formation des sources minérales.

La science n'a pas jusqu'ici réussi à expliquer l'existence de ces eaux; il est possible qu'elles soient dues à quelque force volcanique encore inconnue, bien que leur température très-basse contredise cette hypothèse; d'autre part, les tremblements de terre qu'on ressent souvent à Tarasp, *les mofettes* de Schuls, la quantité assez notable d'acide Borique dans l'eau alcalino-acidule, feraient supposer l'existence des conditions volcaniques.

Les mofettes qui se trouvent dans les champs aux environs de Schuls sont des trous peu profonds et à peine visibles. Du gaz acide carbonique s'exhale de la plupart d'entre eux, un seul fournit de l'hydrogène sulfuré. L'acide carbonique existe en assez grande quantité pour asphyxier instantanément les petits animaux qui s'en approchent Tout autour des excavations on trouve de petits oiseaux morts, des souris et surtout des insectes; des poulets placés au-dessus périssent asphyxiés au bout de 15 à 20 secondes et un gros chat perdit promptement connaissance.

Nous mettrons encore au nombre des phénomènes qui se rattachent à l'existence des eaux minérales souterraines les nombreuses efflorescences de sulfate de magnésie qui se font jour au travers des roches schisteuses, ainsi que l'abondant dépôt fortement coloré par l'oxyde de fer qu'ont fourni des sources maintenant taries.

L'énumération que nous nous proposons de faire des sources minérales de la basse Engadine justifiera, nous en sommes persuadé, notre assertion qu'il n'existe peut-être nulle part en Europe une localité plus riche que notre vallée en sources minérales nombreuses, abondantes et variées, et qui mérite plus d'attirer les touristes et les malades.

A l'exception des sources sulfureuses du val Plafna, qui jaillissent de rochers de serpentine, toutes nos autres sources minérales prennent naissance dans le schiste gris désigné par les géologues sous le nom de SCHISTE DES GRISONS (*Bundner Schiefer*). On en trouve de puissantes assises dans toutes les Alpes Rhétiennes, et souvent elles fournissent des sources d'eaux minérales. Cette roche est assez variée; généralement d'un gris-foncé, parfois d'un beau noir ou d'un jaune-clair ; parfois elle est tout à fait friable, se brisant entre les doigts, parfois compacte et dure comme le gneiss. Le schiste des Grisons est formé de silice, de chaux, de magnésie combinées avec l'acide siliceux. Ses couches sont le plus souvent disloquées et contournées dans toutes sortes de directions avec des veines de quartz et de spath calcaire. Il contient une certaine quantité de fer sous forme de sulfure et de fer micacé (*Eisenglantz*).

Le terrain sur lequel se trouvent les sources minérales de la basse Engadine s'étend sur une longueur de plus de 9 kilomètres, depuis la source de Saint-Boniface jusqu'au groupe du Val Sinestra, dans la direction du couchant au levant. En descendant la vallée, suivant le cours de l'Inn, nous trouvons sur les deux rives du fleuve 23 sources principales, sans compter plusieurs filets d'eau de moindre importance. Ces sources sont les suivantes :

I. — SUR LA RIVE DROITE DE L'INN.

1° LA SOURCE SAINT-BONIFACE (*Bonifacius Quelle*), acidule ferrugineuse, tout au bord de la rivière, est uniquement employée en boisson (voir plus bas les détails). comme pour les sources suivantes.

2° LA SOURCE SULFUREUSE DU VAL PLAFNA, dans une gorge boisée derrière le village de Fontana à 1 kil. 1/2 du fleuve, analysée par Planta et non utilisée.

3° LA SOURCE DE CHARLOTTE (*Carola Quelle*, ainsi nommée en l'honneur d'une princesse de Saxe), acidule ferrugineuse, vis-à-vis du Kurhaus, utilisée uniquement pour les bains.

4° LA SOURCE SAINT LUCIUS (*Lucius Quelle*), acidule alcaline et purgative. C'est l'ancienne EAU SALÉE de Tarasp, située comme la suivante tout au bord de l'Inn.

5° LA SOURCE SAINTE-EMÉRITA (*Emerita Quelle*).

II. — SUR LA RIVE GAUCHE DE L'INN.

6° et 7° DEUX SOURCES FERRUGINEUSES ET CALCAIRES (*Fontana da Luot* et *Fontana da Clus*), près du village de Vétan, non utilisées.

8° UNE SOURCE ACIDULE FERRUGINEUSE, très-forte, au-dessous du même village, dans une gorge appelée Val Püzza.

9° et 10° LA SOURCE BARAIGLA ET LA NOUVELLE SOURCE DE L'INN (*Baraigla et Neue Inn Quelle*), toutes les deux acidules ferrugineuses, situées près du Kurhaus et non utilisées. L'analyse chimique a démontré que la seconde de ces sources contient des principes très-actifs.

11° LA SOURCE DE SAINT-OURS (*Ursus Quelle*), en dessous et en face du Kurhaus, a une grande analogie avec la Lucius Quelle, elle est seulement moins forte et utilisée pour les bains alcalins.

12° LA NOUVELLE SOURCE DES BAINS (*Neue Bade Quelle*), également alcaline. Comme la précédente, elle est utilisée pour les bains.

13° LA SOURCE DU VAL CHIALZINA, acidule, ferrugineuse et hydrosulfurée, analysée par Planta ; pas utilisée. Elle se trouve sur la colline de Schuls.

14° LA SOURCE CAMPELL OU FONTANA DA WY, la plus forte des sources acidules de Schuls, est employée en boisson.

15° LA SOURCE SAINT-FLORINUS OU DE SUOTSASS, acidule ferrugineuse très-forte, analysée par Planta; pas encore utilisée, mais réservée pour des bains.

16° LA SOURCE RUNNA, semblable à la précédente.

17° et 18° LES SOURCES TALUR ET RIMMAS, toutes les deux fortement acidules ferrugineuses.

Nous avons encore à l'est de Schuls sur le territoire de la commune de Sins plusieurs sources minérales de première qualité, dont le professeur Husemann a publié dernièrement l'analyse. Elles sont situées dans l'étroite vallée du Val Sinestra. Nous ne mentionnerons ici que les trois plus abondantes. Ces trois sources sont :

19° 20° et 21° Celles DE CONRADIN, D'ULRICH ET D'ÉDOUARD, remarquables par la forte proportion de fer, de

(1) Husemann et Killias, *Die Eisensaüerlinge von Val Sinestra*, Chur. 1876.

soude, d'acide carbonique libre et surtout d'arsenic qu'elles contiennent (la proportion d'arsenic s'élève jusqu'à 2 centigrammes sur 10.000 grammes d'eau); jusqu'ici à peine utilisées, ces sources ne tarderont pas à prendre la place que leur assigne la nature et la forte proportion des substances minérales qu'elles contiennent.

22° et 23° Les sources de manas et de zuort jaillissent aussi dans le Val Sinestra et sont de la même nature que les précédentes.

Il nous serait facile d'étendre cette liste des eaux minérales de la basse Engadine, car il en existe encore un grand nombre de moins importantes et complétement négligées. Celles que nous avons citées suffisent pour montrer combien notre vallée offre de ressources dans ce genre. Toutes ces sources sont de celles que l'on nomme froides, car aucune n'atteint la température de 12° cent.; elles varient plutôt entre 6° et 8° cent.

Comme fait géologique intéressant, nous signalons ici une source intermittente bien connue dès le moyen âge et qui se trouve dans le Val d'Assa.

PRÉCIS HISTORIQUE

Nous ne possédons que bien peu de renseignements historiques sur les eaux de Tarasp, nous savons seulement par Campell (ancien chroniqueur des Grisons à la fin du XVIe siecle) que dès cette époque elles étaient connues et appréciées par les médecins et par le public. Une pièce de vers latins composée par F. Fabricius Montanus, Alsacien, pasteur protestant à Coire en 1561, mentionne la Wy

Quelle (Aqua fortis) de Schuls et la Lucius Quelle ; il les célèbre dans les distiques suivants :

Parte sed adversa mediis in Vallibus Œni (1)
 Fons alius vena nobiliore scatet;
Hic ubi secretis nemorale recessibus antrum
 Nescio qui tacitæ religionis habet
Vulgus Halicrenæ (2) dedit a salsugine nomen.
Pallida quem febris, quem tussis anhela fatigat
 Hinc bibat exiguo tempore sanus erit.
Hæc et plura, senex ævo comperta vetusto
 Commemorat. . . . .

Conrad Gessner, célèbre médecin et naturaliste de Zurich, à qui était dédiée la pièce de vers ci-dessus fit en 1577 une cure à Tarasp. Il en fait mention en ces termes dans une de ses lettres : « Postquam superiore » æstate in Rhæticis Alpibus fontem salsacidum bibi, » MIRACULUM NATURÆ, semper bene valui et quidem » multo melius quam ante plurimos annos. » Ceci nous prouve que nos sources jouissaient dès le XVIe siècle et déjà bien auparavant d'une réputation bien méritée.

Une légende du pays veut qu'un jeune berger à la recherche de sa chèvre au milieu des rochers de Vulpera trouva la Lucius Quelle. Sans entrer dans plus de détails, disons seulement que malgré la renommée que Tarasp avait acquise, ce ne fut qu'à grand'peine qu'il s'y fonda dans les siècles derniers un établissement de bains des plus modestes. La position de Tarasp dans une contrée perdue où l'on n'arrivait que par des chemins à peine praticables pendant trois mois de l'année, l'absence com-

(1) L'Inn.
(2) L'eau salée.

plète d'installations et l'abord dangereux des sources ont pendant longtemps empêché qu'elles ne fussent utilisées.

Elles continuaient cependant à attirer l'attention de quelques médecins et d'un certain nombre de malades, lorsqu'il y a une trentaine d'années, l'illustre Schönlein vint les tirer de l'oubli. Il fit à deux reprises une visite à Tarasp et en prescrivait les eaux dans sa pratique civile avec plein succès. Notre compatriote, le Dr I. A. Kayser, suivit son exemple et publia une analyse des eaux de Tarasp avec des observations sur leur effet thérapeutique.

C'est de ce moment que datent les améliorations qui ont fini par mettre nos sources sur le même pied que celles les plus renommées de la Suisse et de l'Allemagne. On se borna d'abord à mettre à couvert les sources jusque-là sans abri, puis à en régulariser l'emploi d'après les avis d'hommes de l'art et non d'après le bon plaisir des malades comme cela avait lieu le plus souvent. Mais ce n'était pas assez, et il fallait viser à un meilleur état de choses. En 1850, sur la demande du grand conseil des Grisons, le Dr A. de Planta-Reichenau publia l'analyse scientifique des douze principales sources. Une société par actions ne tarda pas à se constituer, elle disposait d'un capital suffisant pour affermer tout le territoire de Tarasp-Schuls. Elle acheta le domaine et la ferme de Nayrs entre Schuls et Vulpera sur la rive gauche de l'Inn et y fit construire un vaste *Kurhaus* avec toutes les installations nécessaires. En même temps elle endiguait la rivière, établissait un pont et une route carrossable jusqu'à Vulpera. De son côté, l'administration cantonale ne resta pas en arrière; elle fit construire une route de poste, traversant la vallée depuis la haute

Engadine au Tyrol et rétablit le passage de la Fluéla.

Aujourd'hui le *Kurhaus* ouvert en 1864 est entré dans la treizième année de son existence. Grâce à l'intelligence, à l'activité et à l'énergie des personnes à la tête de l'entreprise, les difficultés de plus d'un genre qui ont entravé son début et les crises qui semblaient devoir compromettre son avenir ont été écartées, et le succès de l'entreprise paraît désormais assuré. Chaque année les eaux de Tarasp-Schuls sont de plus en plus fréquentées et le nombre des malades qui viennent y chercher leur guérison va en augmentant. Le *Kurhaus* n'est pas le seul à profiter de l'affluence des étrangers, toute la contrée en a sa bonne part, ainsi il s'est construit à Vulpera (15 à 20 minutes du Kurhaus) et à Schuls (25 à 30 minutes) d'excellents hôtels offrant tout le confort désirable.

Sans doute il reste encore beaucoup à faire, mais si des événements extraordinaires n'entravent pas l'achèvement des nouvelles constructions et des nombreux embellissements projetés, il est hors de doute qu'avant peu Tarasp prendra place parmi les établissements de bains et d'eaux minérales les plus importants de l'Europe, puisque il réunit à l'abondance et aux qualités curatives de ses sources, un climat singulièrement salubre et les charmes d'une splendide nature alpestre.

LE KURHAUS ET SES ALENTOURS

Le nouveau bâtiment ou hôtel des Bains (*das neue Kurhaus*), 1180 mètres au-dessus de la mer, est situé sur la rive gauche de l'Inn en face de la source employée en boisson à laquelle conduit un pont couvert. Sa façade principale est tournée au midi, elle mesure 260 mètres de long sur 18 de haut. Tout le bâtiment, tant par son apparence extérieure, que par la bonne distribution et le confortable de ses aménagements, doit être mis au rang des premiers établissements de ce genre. Il a été construit par l'architecte Kubly de St-Gall et peut recevoir 250 personnes. Les chambres sont en général spacieuses et meublées avec goût; au centre du bâtiment se trouvent des salons avec balcons. C'est dans l'aile gauche que sont les chambres de bains au nombre de 50, distribuées en deux étages l'un pour les messieurs, l'autre pour les dames. Chaque baignoire peut à volonté être remplie soit d'eau salée, soit d'eau ferrugineuse, soit tout simplement d'eau douce ordinaire. L'eau arrive froide, et peut en quelques minutes être portée à la température requise au moyen de la vapeur d'eau bouillante. Quelques cabinets de douches complètent ces bains.

L'aile droite du bâtiment est consacrée à une vaste salle à manger richement décorée et ornée d'un plafond style renaissance en bois d'arole. Au rez-de-chaussée du corps de logis central, se trouvent les salles de café et billards, le salon de lecture, avec journaux et revues, celui des dames, avec pianos, livres et albums de gravures, etc., etc. On descend de là dans le jardin qui s'étend jusqu'au bord de l'Inn, un jet d'eau de 15 mètres de hauteur en fait l'ornement. Une villa pouvant loger une cinquantaine de personnes est en construction au levant du jardin, et il est fortement question de construire sur la terrasse en arrière de l'hôtel quelques chalets communiquant entre eux par des sentiers ombragés. Depuis le jardin un pont couvert conduit sur la rive droite de l'Inn, il est flanqué de deux pavillons, celui de droite renferme la source Carola découverte depuis peu, et le réservoir qui alimente les bains ferrugineux. Celui sur la rive gauche est destiné à l'appareil de chauffage à la vapeur pour les bains, ainsi qu'un réservoir pour l'eau salée et la pompe qui l'alimente. Un quai avec barrière en fer conduit du pont à un pavillon haut de 20 mètres élégamment décoré et orné de tout ce qui peut contribuer à l'agrément des baigneurs. C'est la salle destinée à boire les eaux, la *Trink-halle*, comme on la nomme. Le Promenoir (*Halle*) attenant est une galerie en bois de plus de 90 mètres de longueur où sont installés les bancs de l'orchestre et des petits magasins bien assortis. Le sous-sol de la galerie sert d'ateliers et de magasins pour la mise en bouteilles et en caisse des eaux minérales qui s'expédient au loin. A une dizaine de minutes de la *Trink-halle* en remontant le cours de la rivière, on arrive à un petit bois d'aunes et de bouleaux, tandis que dans la direction opposée un sentier au travers de la forêt conduit à Schuls. Ces promenades aussi faciles que variées ont été établies par les soins d'une société (Kurverein) qui a pris à tâche de doter les bains et leurs environs d'agréables promenades et d'y placer des bancs rustiques. Le bureau de poste et le télégraphe se trouvent au rez-de-chaussée du kurhaus à la porte duquel s'arrêtent les diligences. Enfin le médecin des bains y a son domicile et une pharmacie bien montée.

La table de l'hôtel est réglée par le médecin, telle qu'elle convient aux baigneurs. Les repas du milieu du jour et celui du soir sont égayés par la musique d'un bon orchestre qui se fait encore entendre vers les sources.

On n'a point négligé à Tarasp les besoins religieux des baigneurs, les protestants trouvent à Schuls un culte allemand, qui alterne avec la prédication en langue romansche, à l'usage des gens du pays. Les catholiques vont à la messe à Fontana et à Vulpera. Enfin on a disposé dans le pavillon de la Carola Quelle une salle pour le culte anglican, où un pasteur à demeure dans l'établissement officie pendant la saison des eaux.

S'il quitte l'hôtel pour visiter les environs, le baigneur sera amplement dédommagé de sa fatigue par le riant et splendide spectacle du paysage qui l'entoure. De longues descriptions ne seraient pas à leur place dans ces pages; nous dirons seulement que les environs de Tarasp abondent en promenades et en points de vue des plus variés; des chemins larges et bien entretenus y conduisent, ou des sentiers serpentant au travers des prairies abrégent les distances. Ce sont sur la rive droite de l'Inn, le vieux château de Tarasp, Vallaccia, Val Plafna, le lac Noir, Avrona, Saint-Jon, Pradella, etc., etc. Sur la rive droite ce sont les villages de Vétan, d'Ardez et de Guarda, plus près des bains de ceux de Vulpera et de Schuls où l'on se rend en quelques minutes. — Le naturaliste éprouvera dans notre contrée les plus vives jouissances : les minéraux, les plantes, les insectes les plus variés et les plus rares s'y présentent à chaque pas. Nous aurions trop à dire sur ce sujet, il est bon d'aborder la partie essentielle de cette notice.

Nous avons jusqu'ici cherché à donner à nos lecteurs une idée de Tarasp et de ses environs, il faut maintenant nous adresser plus particulièrement aux hommes de l'art pour leur faire connaître et apprécier, comme elles le méritent, nos sources minérales encore si peu connues. Par leur composition, par leur action thérapeutique et curative dans une foule de maladies, les eaux de Tarasp sont appelées à prendre une place plus élevée que celle qui jusqu'ici a été leur partage. Puisse ce modeste travail faire qu'il en soit ainsi.

Nous ne nous occuperons ici que des eaux alcalino-acidules et acidules ferrugineuses, laissant de côté les eaux hydro-sulfurées, qui, comme les mofettes, ont été analysées, mais qui n'ont point encore d'emploi médicinal.

DEUXIÈME PARTIE

CHIMIQUE ET MÉDICALE

EMPLOI MÉDICAL DES EAUX DE TARASP

A. Sources purgatives alcalino-acidules de Tarasp

Ces sources, connues depuis longtemps sous le nom d'EAUX SALÉES DE TARASP, jaillissent au bord de l'Inn, à quelques minutes en dessous du Kurhaus. Les plus importantes sont sur la rive droite les sources employées en boisson; et, sur la rive gauche, celles consacrées aux bains.

I. — SOURCES POUR LA BOISSON

Lucius et *Emerita Quelle.*

Ces deux sources portent le nom du saint martyr Lucius et de sa sœur Emerita; elles jaillissent près l'une de l'autre dans un bassin en marbre et se distinguent par l'abondance du gaz acide carbonique qu'elles contiennent. Dans la fontaine de Lucius ce gaz se dégage en pétillant avec force.

L'eau de la *Lucius Quelle* prise à la source est froide et limpide comme le cristal, avec un goût fortement salé et piquant; en se réchauffant elle prend bientôt une teinte grisâtre, des bulles d'acide carbonique s'amassent sur les parois du verre et la saveur alcaline devient plus prononcée. Coupée d'un peu de lait chaud, c'est une boisson assez agréable.

L'analyse de la source Lucius a été faite en dernier lieu par M. Husemann, professeur à Coire. C'est la huitième à nous connue (1). Il ressort de la comparaison de toutes ces analyses que le poids spécifique de l'eau et la proportion des substances solides qu'elle contient sont toujours restées les mêmes.

PROPRIÉTÉS PHYSIQUES DE LA LUCIUS QUELLE

Quantité d'eau par minute, 871 cent. cubes.
Température, 5° 50 à 6° 70 centigrades.
Poids spécifique, 1,012347.

ANALYSE CHIMIQUE

En rapportant les divers carbonates à un seul bicarbonate anhydre, nous trouvons que 10 000 parties (grains) d'eau Lucius contiennent :

Sulfate de potasse	3,7969
— de soude	21,0044
Borate de soude	1,7220
Nitrate de soude	0,0084
Chlorate de lithium	0,0299
— de sodium	36,7395

(1) Les précédentes sont celles de Morell à Berne, 1807; Capeller à Coire, 1823; Ferrari à Milan; Casselmann, 1844; Loewig à Zurich, 1847; Planta de Reichenau, 1857; et Bauer, 1866, à Berlin.

Bromure de sodium	0,2118
Iodure de sodium	0,0085
Bicarbonate de soude	48,7319
— d'ammoniac	0,6606
— de chaux	24,4790
— de strontiane	0,0069
— de magnésie	9,7973
— de protoxyde de fer	0,2146
— de protoxyde de manganèse	0,0029
Silice	0,0900
Acide phosphorique	0,0037
Alumine	0,0022
Barium, Rubidium, Cæsium	
Thallium	des traces.
Total des éléments fixes...	147,5105

Acide carbonique libre 10 600, 2 centimètres cubes sur 10,000 grains.

L'eau de l'*Emerita Quelle* a de si grands rapports avec la précédente que quelques personnes croient qu'elle a la même origine; l'analyse du reste confirme cette manière de voir; cependant la saveur de l'Emerita est plus salée et plus désagréable, et nous pensons que l'effet des deux sources n'est pas le même, surtout sur les sujets disposés aux congestions, et que dans ce cas l'Emerita agit d'une manière plus sûre et sans produire les effets désagréables qu'entraîne parfois l'usage de la Lucius Quelle.

PROPRIÉTÉS PHYSIQUES DE L'EMERITA QUELLE

Quantité d'eau par minute, 1180 centim. cubes.
Température, 6°60 à 7°10 centigr.
Poids spécifique, 1,012380.

ANALYSE CHIMIQUE

Les carbonates calculés à l'état de bicarbonates anhydres, la source Emerita sur 10 000 parties (grains) d'eau contient :

Sulfate de potasse	4,0233
Sulfate de soude	20,7102
Borate de soude	1,7630
Nitrate de soude	0,0077
Chlorure de lithium	0,0266
Chlorure de sodium	36,8595
Bromure de sodium	0,2153
Iodure de sodium	0,0087
Bicarbonate de soude	48,8871
— d'ammoniaque	0,6565
— de chaux	24,4428
— de strontiane	0,0065
— de magnésie	9,8476
Bicarbonate de protoxyde de fer	0,2121
— de protoxyde de manganèse	0,0029
Silice	0,0910
Acide phosphorique	0,0040
Alumine	0,0021
Barium, Rubidium, Cæsium, Thallium, substances organiques	des traces
Total des éléments fixes	147,7759

Acide carbonique libre, 10,340,3 centim. cubes sur 10,000 grains.

II. — SOURCES POUR LES BAINS

Saint-Ours (*Ursus Quelle*) et Nouvelle source des bains (*Neue Bade Quelle*).

Ces deux sources se trouvent vis-à-vis des précédentes sur la rive gauche de l'Inn et tout au bord de la rivière. On employait autrefois la source Saint-Ours pour boisson sous le nom d'eau salée de Schuls. Nous ignorons pourquoi on y a renoncé car elle ne le cède en rien à l'eau de Saint-Lucius et contient même le borate de soude en plus forte proportion. Quoi qu'il en soit, l'eau de Saint-Ours, comme celle de la nouvelle source, n'est plus utilisée maintenant que pour la préparation des bains alcalins.

Les propriétés physiques et la composition chimique des deux sources dont il s'agit sont tellement semblables que nous les réunissons dans un même tableau.

PROPRIÉTÉS PHYSIQUES

Quantité d'eau par minute :

L'Ursus Quelle : 1000 cent. cubes.
La Neue Bad Quelle : une plus grande quantité non déterminée.
Température : l'Ursus Quelle 9°30 cent.
la Neue Quelle 9°70 »
Poids spécifique : l'Ursus Quelle 1,010477
la Neue Quelle 1,004331

ANALYSE CHIMIQUE

En comptant toujours les carbonates divers comme un bicarbonate anhydre, nous trouvons que 10000 parties de ces eaux renferment :

	L'Ursus Quelle.	La Neue Bade Quelle.
Chlorure de sodium........	28,8734	8,2674
— de lithium........	0,0624	0,0034
Bromure de sodium........	0,1955	0,0358
Iodure de sodium..........	0,0032	0,0002
Sulfate de potasse..........	2,7717	1,0160
— de soude............	16,7109	7,3344
Borate de soude............	2,4167	0,2484
Bicarbonate de soude.......	33,8340	3,6771
Nitrate de soude...........	0,0813	
Bicarbonate d'ammoniaq....	0,5384	0,0789
— de chaux.......	24,1956	24,0087
— de magnésie....	8,8114	5,0001
— de strontiane...	0,0039	
— de protoxyde de fer.........	0,1749	0,1266

	L'Ursus Quelle.	La Neue Bade Quelle.
Bicarbonate de protoxyde de manganèse	0,0026	0,0133
Silice....................	0,1025	0,1418
Acide phosphorique........	0,0036	0,0029
Alumine..................	0,0025	0,0019
Barium, Rubidium, Cæsium, Thallium, substances organiques..................	des traces	des traces
Total des éléments fixes.	118,7115	50,0169

Acide carbonique libre 12,832,9 cent. cub. sur 10,000 grains.

Le professeur Lersch signalait, il y a plus de vingt ans, l'eau de Tarasp comme une des sources minérales les plus actives et les plus riches en principes minéraux de toute l'Europe (1). Constatons à l'appui de cette assertion, qui paraît un peu hasardée, que d'après la savante et toute récente analyse du professeur Husemann l'eau des sources Lucius et Emerita est vraiment unique dans son genre par la variété et la forte proportion des substances minérales qu'elle renferme. En effet, si par la quantité de carbonate de soude contenu dans l'eau de Tarasp, elle égale celle de Vichy, sa forte dose de sulfate de potasse, la met sur le même pied que les eaux de Carlsbad, et le sel marin et le fer qu'elle renferme au niveau des eaux de Kissingen, mais elle l'emporte sur ses rivales par l'abondance de son acide carbonique libre et surtout par la présence de l'acide borique, de l'iode, du lithium et du brome (2).

J. Braun, autorité incontestable dans la spécialité qui

(1) Voyez *Lersch Mineral-quellenlehre*, II, p. 1576.

(2) Voyez *Lersch Hydrochemie*, p. 311.

nous occupe, s'exprime dans sa *Balnéo-thérapie* au sujet des eaux de Tarasp dans le même sens que nous venons de le faire; aussi nous citons volontiers son opinion (1) : « Les sources de Tarasp, connues depuis des siècles, ont » acquis depuis peu un grand renom. Tout concourt à en » faire un établissement d'eau minérale des plus intéres- » sants et des plus fréquentés, car les eaux de Tarasp » sont à tous les égards supérieures à celles de Carlsbad » et de Marienbad. Elles renferment à peu près la même » dose de sulfate de potasse que Carlsbad, mais leur dose » de chlorure de soude est plus de trois fois plus forte, » et celle de l'acide carbonique aussi. Quant au sel marin, » il s'y trouve comme dans l'eau de Kissingen, mais dans » une moindre proportion, en sorte qu'on peut dire que » les eaux de Tarasp réunissent les vertus curatives de » Carlsbad et de Marienbad à celles de Kissingen, et » l'emportent sur celles de Vichy par la forte proportion » de bicarbonate de soude. »

Écoutons encore ce que le docteur et professeur Seegen, médecin bien connu des eaux de Carlsbad, dit des sources de Tarasp dans son excellent *Traité des Eaux minérales* (2) : « D'après les dernières analyses, les eaux de » Tarasp dans la basse Engadine, ne doivent point être » comptées parmi les eaux amères et purgatives, puis- » qu'elles réunissent à un haut degré les principes des » eaux alcalines salines avec ceux des eaux simplement » salées. Elles doivent à cet heureux mélange l'avantage » d'occuper une des premières places parmi les sources

(1) Voyez Braun, *Balnéo-thérapie*, 1873, p. 445

(2) *Heilquellenlehre*, 1862, p. 129

» minérales les plus en vogue, et de répondre au plus » grand nombre des exigences de la médecine balnéaire. »

Le tableau comparatif ci-dessous de la composition chimique de l'eau de Lucius, avec celle des quatre sources minérales les plus renommées de l'Europe met clairement en évidence la supériorité incontestable de nos sources Grisonnes.

Analyse chimique comparée des eaux de KISSINGEN (Racoczy), VICHY (Grande Grille), CARLSBAD (Sprudel), MARIENBAD (Ferdinands Quelle), avec celles de TARASP (Lucius Quelle).

Les carbonates divers comptés pour un bicarbonate anhydre, nous trouvons sur 10000 parties d'eau les proportions suivantes :

SOURCES.	PARTIES SOLIDES.	ACIDE CARBONIQUE.	CHLORURE DE SODIUM.	BICARBONATE DE SOUDE.	SELS PURGATIFS de potasse, de soude et de magnésie.	BORATE DE SOUDE	BROMURE DE SODIUM.	IODURE DE SODIUM.	BICARBONATE de protoxyde de fer.
KISSINGEN.......... (Racoczy.)	85,2	31,9	61,0	—	5,9	—	0,0644	—	0,31
VICHY............. (Grande Grille.)	53,0	26,0	5,3	37,7	7,9	—	—	—	0,02
CARLSBAD.......... (Sprudel.)	54,2	7,6	10,3	13,6	29,4	—	—	—	0,03
MARIENBAD......... (Ferdinands Quelle.)	95,4	29,6	20,0	12,9	60,7	—	—	—	0,61
TARASP .... (Lucius Quelle.)	122,0	45,4	36,7	34,4	31,2	1,7220	0,2118	0,0850	0,15

III. — EMPLOI ET EFFETS DES EAUX LAXATIVES ACIDULES-SODIQUES.

Les eaux de Tarasp dont nous venons de parler agissent de deux manières sur l'organisme; d'abord directement sur la membrane muqueuse du canal digestif et sur tout le système glanduleux qui en dépend. Elles en augmentent et activent les sécrétions, et deviennent ainsi un puissant ÉVACUANT; en second lieu, elles agissent indirectement par leur introduction progressive dans la masse du sang comme ALTÉRANT. Leur rôle est alors de favoriser l'absorption des matières graisseuses et l'évacuation de celles qui sont souvent les causes de bien des maladies. Leur action sur les organes affectés est à la fois régénératrice et fortifiante.

Ce double effet des eaux de Tarasp, confirmé par une longue expérience, s'explique par la nature et la combinaison intime des substances qu'elles contiennent. Cet effet leur assure une des premières places dans la hiérarchie des eaux minérales et empêche de les confondre avec des sources moins actives. Comme nous l'avons déjà fait observer, la grande proportion de carbonate de soude qu'elles contiennent, le fer, le chlorure de sodium et surtout l'abondance du gaz acide carbonique, forment un mélange naturel des eaux de Vichy et de Kissingen, auquel la forte dose des sulfates alcalins vient ajouter l'effet purgatif de celles de Marienbad.

L'eau de Tarasp agit en général comme purgatif, mais c'est à tort que le public l'emploie en quantité et sans précautions; cet emploi abusif peut avoir des suites fâcheuses, dans ce sens que l'acide carbonique qu'on absorbe en grande quantité, peut en se combinant avec le sang, produire des effets TRÈS-DÉSAGRÉABLES.

Dans l'administration de l'eau de Tarasp, il est fort essentiel d'observer les règles d'une diète sévère, et de faire attention à ce qu'elles ne produisent pas un effet trop violent. Au début de la cure, il arrive parfois que les malades se plaignent d'anorexie, de troubles dans la digestion, d'insomnies, de douleurs névralgiques et autres malaises.

Ces accidents ne réclament pas un traitement spécial; uniquement dus à l'action trop énergique de l'eau minérale, ils disparaissent bientôt avec quelques légères modifications dans son emploi. Dans d'autres occasions, on voit au bout de quelques semaines l'appétit disparaître, la diarrhée se déclarer, avec accompagnement de palpitations, de spasmes et de faiblesse nerveuse, ce qui tient à ce que l'organisme est fatigué et le sang saturé des principes alcalins contenus dans l'eau. Dans ce cas, il faut en cesser immédiatement l'emploi. Toutefois les cas où notre eau minérale n'est pas bien supportée *sont l'exception.* En général, elle produit un effet légèrement excitant et fortifiant, une sensation d'allégement toute particulière, qui se manifeste par le besoin incessant d'exercice chez tous les malades, chez ceux même les moins habitués à la promenade. L'appétit augmente rapidement ainsi que les forces et la bonne mine. Ce déploiement général d'activité est, comme il est facile de le comprendre, fort efficace contre l'abattement moral qui accompagne si généralement les affections des viscères de l'abdomen.

La dose de l'eau salée est en général de deux à quatre verres de 6 onces ou 180 grammes; on peut l'augmenter graduellement jusqu'à six ou huit verres. C'est le matin à jeun qu'on boit l'eau de quart d'heure en quart d'heure en faisant entre deux une petite promenade. L'effet purgatif ne se fait pas longtemps attendre; il se produit même avant le déjeuner ou un peu après. Quelquefois de nouvelles évacuations ont lieu dans le courant de l'après-midi ou de la soirée, mais en général l'effet purgatif ne se fait sentir que dans la matinée, tandis qu'un autre effet des eaux, une abondante évacuation d'urine, se prolonge toute la journée. Il est essentiel pour le bon effet des eaux que les selles soient liquides et foncées sans être trop aqueuses; des selles aqueuses pouvant aussi bien tenir à l'action insuffisante des eaux, qu'à ce qu'elles sont prises en trop forte dose. On conçoit qu'en pareilles circonstances on apporte à l'usage habituel des eaux les modifications exigées par la constitution des malades, leur genre de maux ou leurs habitudes. Ainsi certaines personnes ne supportent pas l'eau prise à jeun, d'autres sont indisposées par sa grande fraîcheur, ou par le gaz acide carbonique. Pour parer à ces inconvénients il suffit de faire tiédir l'eau ou d'y ajouter un peu de lait chaud. Lorsqu'elle n'agit pas assez fortement on peut sans inconvénient en activer l'effet par une certaine quantité de sel purgatif, ou encore combiner l'emploi de pilules purgatives avec celui de l'eau minérale. Un moyen excellent, quoique bien simple, est encore de faire passer la nuit dans un verre découvert à l'eau qu'on doit boire le matin. Le médecin ne permettra l'usage de l'eau de Tarasp à forte dose qu'aux personnes robustes et fortement constituées, mais il n'en conseillera qu'un emploi très-restreint dans tous les cas d'ulcérations de la muqueuse de l'estomac, de catarrhe chronique des intestins, et de toute autre affection organique profonde des organes de la digestion. Il faut en un mot user d'une *praxis multiplex* et ne pas perdre de vue que la moindre imprudence peut parfois occasionner de grands malheurs.

Nous avons déjà mentionné en passant l'action de l'eau de Tarasp sur les urines; elle est en effet très-marquée et de nature à mériter une sérieuse attention. Au bout de fort peu de temps celles-ci se troublent, deviennent fortement alcalines en laissant au fond du vase un dépôt considérable ; souvent encore elles se couvrent d'une pellicule irisée et chatoyante.

L'habitude, consacrée par un long usage, de prendre le soir avant souper un verre d'eau de Tarasp n'offre pas grand inconvénient. Toutefois, d'après notre expérience, nous ne saurions l'encourager en général; elle ne convient nullement aux personnes nerveuses et disposées à l'insomnie. Par contre les constitutions torpides, les personnes sujettes à la goutte, ou à trop d'embonpoint, celles aussi qui ne peuvent supporter une dose d'eau suffisante le matin, se trouveront bien de boire un verre ou deux d'eau minérale dans la soirée.

L'usage des bains chauds ne peut que contribuer au succès de l'eau minérale prise en boisson. Des bains journaliers ou de deux en deux jours, de 20 à 40 minutes, à la température de 28 à 35° ont un effet calmant et fortifiant sur tout le système nerveux. Dans les affections rhumatismales, la goutte, certaines maladies de la peau et l'embonpoint excessif ils rendent des services signalés et favorisent fort les propriétés altérantes et fondantes de nos eaux.

Il nous reste à dire quelques mots sur un des points

les plus essentiels de la balnéologie, sur celui où le médecin a surtout à lutter contre les habitudes et les préjugés des malades : nous voulons parler du régime auquel ils doivent s'astreindre s'ils tiennent à obtenir un heureux résultat de leur cure. Les aliments doivent en général être de facile digestion et en suffisante quantité. Le principal repas est le dîner entre midi et une heure; ceux du matin et du soir doivent être à la fois moins copieux et moins nourrissants. L'expérience nous a appris qu'il faut absolument s'abstenir des aliments gras ou acides, du fromage, de la pâtisserie, de la salade et de la plupart des fruits crus, car il ne faut pas oublier qu'aussi longtemps qu'on fait usage des eaux de Tarasp l'appareil digestif tout entier est sous l'influence d'un médicament très-actif dont l'effet est de rendre l'organisme plus impressionnable et plus disposé à ressentir la fâcheuse influence de tout écart de régime. Nous voyons des vomissements, des coliques, des diarrhées très-graves, survenir souvent à la suite de quelque imprudence en apparence bien légère : d'un autre côté, comme bien des personnes se laissent impunément aller à des écarts de régime inconcevables, il devient fort difficile au médecin de régler d'une manière absolue le régime que doivent suivre les habitués de nos eaux. Nous devons cependant leur recommander d'une manière générale de se soumettre au régime suivi dans notre établissement. Le matin une bonne soupe ou du café au lait, au milieu du jour de la viande rôtie, de la volaille, de la truite, de bons légumes en petite quantité suivis d'un léger dessert; le soir de la soupe, de la viande froide, du fruit cuit ou un thé à l'anglaise pour ceux qui en ont l'habitude. C'est on le voit un régime bien suffisant et qu'il n'est pas trop difficile de suivre en renonçant peut-être à quelques habitudes de luxe et de confort.

Pour boisson nous permettons le vin pris modérément, et déconseillons la bière, à moins qu'elle ne soit de toute première qualité. Le café noir n'a pas d'inconvénients, mais nous mettons une grande importance à ce que nos malades s'astreignent régulièrement aux heures des repas et ne mangent pas entre deux. Il est en outre essentiel au succès d'une cure à Tarasp que les malades prennent tous les jours un exercice régulier, mais pas exagéré. Toute la contrée, les environs de Schuls et de Tarasp en particulier offrent des buts de promenades nombreuses, variées et point trop fatigantes. Quant aux courses de montagne proprement dites, le mieux est de s'en abstenir, elles sont trop fatigantes, elles exposent trop aux refroidissements et aux écarts de régime pour qu'on puisse les faire en même temps que la cure d'eau minérale.

Pour ne rien omettre d'essentiel, nous recommanderons les vêtements de laine; pour le passage des cols et le séjour à la montagne, il est indispensable de se munir d'un solide pardessus ou d'un grand schall bien chaud.

La durée d'une cure à Tarasp est en général de 3 à 5 semaines selon la nature et la gravité de la maladie; l'habitude de borner à 21 jours son séjour dans l'établissement n'est pas toujours avantageuse et il est souvent utile de le prolonger un peu plus. Il est bon par contre de continuer chez soi pendant quelque temps le régime et l'usage de l'eau de la *Lucius Quelle* ou de la source ferrugineuse, emportant dans ce but une certaine provision d'eau en bouteilles.

IV. — DIRECTIONS PARTICULIÈRES SUR L'EMPLOI DE L'EAU DES SOURCES LUCIUS ET EMERITA

Le but de notre opuscule étant surtout d'attirer l'attention du public médical de langue française sur les éminentes propriétés curatives des eaux de Tarasp, et n'ayant point la prétention d'en donner une monographie complète, nous nous bornerons à présenter à nos lecteurs un simple aperçu des diverses affections maladives pour le soulagement ou la guérison desquelles une longue expérience à montré que les eaux de Tarasp possèdent une incontestable efficacité.

Nous renvoyons à la fin de notre notice le tableau complet des diverses maladies que pendant douze ans de notre pratique médicale nous avons pu observer et suivre dans leur cours. Ce tableau nous permettra aussi de donner une idée du nombre toujours croissant des personnes, qui, dans la belle saison accourent à nos eaux et viennent chercher dans notre riante vallée non-seulement un air vivifiant, mais encore la guérison ou tout au moins un soulagement à leurs maux.

L'emploi de l'eau salée purgative de Tarasp (*Lucius* et *Emerita*) est spécialement indiqué comme moyen curatif dans les affections pathologiques suivantes :

1° L'obésité, le trop grand embonpoint avec accumulation de graisse dans les viscères intérieurs et en particulier la dégénérescence graisseuse du cœur.

2° Les néoplasmes de nature bénigne, l'hypertrophie des organes glanduleux, goîtres, scrofules et autres engorgements susceptibles de se résoudre, y compris même des tumeurs fibreuses dont le diagnostic est parfois difficile à établir.

3° Les affections chroniques du foie, les engorgements, l'hypérémie de cet organe avec ictère, la dégénérescence graisseuse; suite trop fréquente des excès dans les plaisirs de la table, et de l'abus des boissons fortes, enfin les calculs biliaires, dont plusieurs malades ont trouvé à Tarasp le moyen de se débarrasser, qu'ils avaient vainement cherché ailleurs.

4° Les affections du canal digestif :

(a) La dyspepsie, les crampes d'estomac, avec manque d'appétit, envie de vomir, renvois et gonflement.

(b) Le catarrhe ou la diarrhée chronique des intestins et les obstructions.

(c) Les hémorrhoïdes et toutes les incommodités connues sous ce nom, qui ont pour cause quelque obstacle à la circulation dans le bas-ventre, telles sont la pléthore abdominale, la constipation et surtout la disposition à l'hypochondrie.

(d) L'action des eaux de Tarasp contre le ténia et autres vers intestinaux est connue depuis longtemps. Il est de fait que plusieurs personnes qui ne se doutaient pas d'avoir le ver solitaire ont dû constater sa présence après avoir bu quelques verres de nos eaux.

5° Les affections de la rate, les engorgements chroniques, suites des fièvres paludéennes, dans lesquels l'emploi simultané des eaux purgatives et des eaux acidules ferrugineuses est d'un grand avantage.

6° Le catarrhe chronique des bronches, la dyspnée,

surtout quand elle tient à un trop fort embonpoint, le catarrhe chronique du larynx et l'enrouement.

7° Les affections des voies urinaires, le catarrhe des reins et de la vessie, la disposition à la gravelle et aux calculs vésicaux. Quelques essais ont permis de constater l'effet avantageux de la *Lucius Quelle* dans le diabète sucré.

8° Les engorgements chroniques de l'utérus, avec anomalies de la menstruation, la blennorrhée, l'hypertrophie et l'engorgement des ovaires.

9° La goutte et le rhumatisme chroniques; l'action résolutive de nos eaux sur les concrétions d'acide urique est très-marquée dans les maladies de ce genre.

10° Les affections cutanées chroniques ne nous ont jusqu'à présent pas présenté des cas de guérison assez nombreux, pour que nous puissions leur donner place parmi les maladies auxquelles conviennent spécialement les eaux de Tarasp ; nous avons vu cependant quelques cas d'eczéma humide suivis de guérison; beaucoup plus nombreux sont nos succès dans le traitement des ulcères variqueux.

V. — CONTRE-INDICATIONS

Après avoir énuméré les nombreuses maladies auxquelles nous estimons que les eaux de Tarasp peuvent être avantageuses, il est essentiel que nous nous prononcions de même sur celles dans lesquelles leur emploi doit être formellement interdit. Ce sont :

1° Toutes les affections ayant un caractère cachectique ou fébrile bien prononcé, accompagnées de faiblesse ou d'amaigrissement (la tuberculose par exemple).

2° Une disposition prononcée aux inflammations, aux hemorrhagies, aux congestions cérébrales et à l'apoplexie.

3° Les ulcérations et formations d'abcès dans les organes de l'appareil digestif, en particulier celles du foie et de l'estomac.

4° L'hypertrophie du cœur et les autres maladies de cet organe s'aggravent par les eaux de Tarasp, car elles troublent la circulation, augmentent promptement l'oppression et les palpitations, ne tardent pas à produire un gonflement œdémateux du plus mauvais augure.

5° Elles sont décidément nuisibles dans les cas de crises hystériques, dans l'épilepsie, et surtout à tous les moments d'une grossesse.

B. — Sources acidules ferrugineuses de Tarasp.

Les sources ferrugineuses gazeuses de Tarasp-Schuls, la *Wy Quelle* et la *Bonifacius Quelle* ont jusqu'à présent bien moins attiré l'attention du public que les eaux salées dont nous venons de nous occuper. La source de Schuls nommée la *Wy Quelle* (Fontana da Vy en langue romanche, c.-à-d. la source du village d'en haut) était connue dès la fin du moyen âge et attirait déjà des malades de l'étranger. La *Bonifacius Quelle* a été découverte plus récemment. Placées dans une localité d'un abord plus facile, ces deux sources seraient depuis longtemps devenues le centre d'un établissement de premier rang, vu la qualité et l'abondance des principes minéraux qu'elles contiennent. Les eaux acidulées ferrugineuses de Tarasp-Schuls s'emploient seules, comme remède tonique et fortifiant, ou mélangées avec l'eau alcaline de Lucius dans le but de compléter l'effet de celle-ci. En sorte que certains malades, dont l'état exige l'emploi de deux eaux différentes, peuvent trouver à Tarasp la facilité de suivre leur traitement sans se déplacer.

Comme nous l'avons fait pour les eaux alcalines, nous ne nous occuperons que des trois principales sources ferrugineuses, actuellement utilisées, soit en boisson soit pour les bains.

I. — Sources pour la boisson

Bonifacius et *Wys Quelle.*

La source Saint-Boniface jaillit à 20 minutes au-dessus du Kurhaus, sur la rive droite de l'Inn, on y arrive par un sentier partant de la route de poste. La forte proportion de principes minéraux lui assigne entre toutes les eaux ferrugineuses gazeuses, connues une place analogue à celle qu'occupent les eaux alcalines voisines. La source Saint-Boniface est remarquable non-seulement par la forte proportion de fer qu'elle contient, mais plus encore par la grande abondance du carbonate de soude qui entre dans sa composition. Il n'existe, à notre connaissance, aucune source ferrugineuse qui puisse lui être comparée sous ce rapport. La saveur en est très-forte et agréable. Chaque matin on apporte à l'établissement une provision d'eau toute fraîche, pour les buveurs qui ne veulent pas se rendre eux-mêmes à la source.

La Wy Quelle, sur le plateau de Schuls, jaillit dans une prairie à un quart d'heure au-dessus du village, elle est surtout à l'usage des personnes qui se logent à Schuls pour la saison, mais on l'a également toute fraîche au Kurhaus. L'eau de la Wy Quelle est parfaitement limpide, petillante, rafraîchissante et d'une agréable acidité avec un léger goût de fer.

La pesanteur de la Bonifacius Quelle est de 1,00282 et sa température à la source de 8°,80 cent.

Le poids spécifique de la Wy Quelle est de 1,00200 et sa température de 8°,70 cent. Elle est si abondante (plus de 10 litres par minute) qu'il est question de s'en servir pour des bains. C'est du reste celle de nos eaux qui contient la plus forte proportion de fer.

L'analyse chimique de la Bonifacius Quelle est due au professeur Husemann, tandis que celle de la Wy Quelle est l'œuvre du docteur Adolphe Planta.

Ces deux sources renferment sur 10 000 parties d'eau, les carbonates comptés pour bicarbonate, les substances minérales suivantes :

	La Bonifacius Quelle.	La Wy Quelle.
Sulfate de potasse	0,7150	0,109
— de soude	2,3360	0,113
Chlorure de lithium	0,0144	
— de sodium	0,3710	0,024
Iodure de sodium	0,0030	
Bicarbonate de soude	12,5557	0,054
— d'ammoniaq	0,1232	
— de chaux	29,3010	17,750
— de strontiane	0,0074	
— de magnésie	5,3550	1,286
— protoxyde de fer	0,2440	0,365
— de manganèse	0,0196	0,017
Silice	0,1480	0,192
Acide phosphorique	0,0014	0,002
Alumine	0,0018	0,001
Brome, Barium et matières organiques	des traces	
Total des éléments fixes	51,1965	19,911
Acide carbonique libre	10255,0 cent. cub.	11991,0 cent. cub.

II. — SOURCE POUR LES BAINS
Carola Quelle.

La *Carola Quelle* est tout près du Kurhaus et a été découverte par hasard, en construisant le pont. Elle sert à préparer les bains et se distingue par sa grande abondance. Cette eau est parfaitement limpide, d'une saveur d'encre et laissant parfois un arrière-goût d'œufs pourris, ce qui fait qu'elle n'est guère employée en boisson. Son analyse par le docteur Planta donne les résultats suivants :

Poids spécifique	1,00110
Température	6°,50 cent.
Quantité d'eau par minute environ...	30 litres.

Elle renferme sur 10000 parties d'eau, les carbonates comptés pour bicarbonate, les substances minérales suivantes :

Sulfate de potasse	0,650
— de soude	1,670
Chlorure de sodium	0,022
— de magnésium	0,191
Bicarbonate de chaux	7,888
— de magnésie	1,606
— de protoxyde de fer	0,226
Silice	0,096
Total des éléments fixes....	12,349

Acide carbonique libre...... 11832,6 cent. cubes.

III. — ACTION ET EMPLOI DES EAUX ACIDULES FERRUGINEUSES

L'action des eaux ferrugineuses gazeuses de Schuls-Tarasp et leur emploi en médecine, sont d'après notre expérience si pareils à ceux bien connus de toutes les eaux du même genre, qu'il nous paraît inutile d'entrer dans de grands détails.

Leur principal effet consiste, en ce que le fer qu'elles contiennent agit directement sur la composition chimique du sang, pour lui restituer la quantité de fer voulue, en même temps que la forte proportion des sulfates et carbonates alcalins et surtout la grande abondance du gaz acide carbonique libre, elles agissent avec énergie sur tout l'appareil digestif, pour en exciter et régulariser les fonctions. Leur emploi amène assez promptement une nutrition plus complète de tout l'organisme, une excitation spéciale qui rend toute sa force au système nerveux et donne une énergie toute nouvelle au système musculaire.

Quant à l'emploi de nos deux sources, il n'est pas indifférent de faire usage de l'une plutôt que de l'autre. La *Bonifacius Quelle* est plus forte que la *Wy Quelle,* elle renferme une bien plus grande quantité de bicarbonate, (dans la proportion de 47 à 19) et d'acide carbonique libre, qui se dégage pendant la digestion; ce qui cause souvent une constipation opiniâtre et des congestions désagréables. Quand il en est ainsi, il faut donner la préférence à la *Wy Quelle* et réserver la *Bonifacius Quelle* pour les catarrhes chroniques de l'estomac et les maladies des voies urinaires, où elle est appelée à rendre d'excellents services.

A Tarasp on associe souvent l'eau salée à l'eau ferrée, et dans ce cas il est préférable de la boire le soir, ou en petite quantité de bon matin. Quant on fait usage de l'eau ferrugineuse seule, la dose est de 3 à 6 verres, pris le matin à jeun, à 15 ou 20 minutes d'intervalle, et sans trop se presser. Si l'on redoute l'irritation on fait bien d'y ajouter un peu de lait chaud.

Les bains ferrugineux se prennent généralement tous les jours; mais comme ils sont un peu excitants, il n'est pas mal pour commencer d'y ajouter de l'eau douce. Ils doivent être plutôt tièdes que trop chauds (24° cent. au plus) parce que la sensation de chaleur augmente peu à peu, par suite de l'action de l'acide carbonique sur la peau, qui va parfois jusqu'à la rubéfaction.

Le régime des baigneurs n'a pas besoin d'être aussi sévère que celui des buveurs de l'eau purgative. Ceux-ci, tout en évitant certains mets que nous avons mentionnés comme décidément incompatibles avec la nature de nos eaux minérales, peuvent sans inconvénient satisfaire plus librement leur appétit, et cela d'autant mieux que le traitement qu'ils suivent et le changement d'air ont pour effet de l'augmenter d'une manière sensible.

IV. — INDICATIONS ET CONTRE-INDICATIONS

L'usage de l'eau ferrugineuse de Tarasp produit un excellent effet dans les affections suivantes :

1° L'état anémique et chlorotique, quelle qu'en soit la

cause, hémorrhagies, convalescence prolongée, faiblesse constitutionnelle ou provenant d'un manque de développement normal, tel qu'on l'observe souvent chez les sujets encore jeunes.

2° L'irritabilité et la faiblesse du système nerveux, suite d'excès de divers genres, même de l'excès du travail, chez des individus précédemment forts et robustes.

3° Les anomalies de la menstruation et les flueurs blanches.

4° Les troubles du système nerveux, l'hystérie et l'hypochondrie, qui revêtent tant de formes diverses et se présentent tantôt comme des névralgies ou des crampes, tantôt comme de vraies paralysies.

5° Les irritations chroniques du larynx et des bronches de nature simplement catarrhale.

6° Enfin, d'après la réussite de quelques essais, nous sommes portés à croire que la *Bonifacius Quelle* est appelée à rendre de bons services dans les cas d'albuminurie chronique. Quant aux contre-indications de l'emploi des eaux acidules ferrugineuses de Tarasp, elles se comprennent d'elles-mêmes. Il faut donc éviter de les prescrire aux personnes pléthoriques, à celles disposées aux congestions sanguines, aux hémorrhagies actives, comme le sont souvent les épistaxis, et en général dans toute maladie accompagnée d'un état fébrile et inflammatoire.

La grossesse est tout particulièrement un motif de s'abstenir de nos eaux ferrugineuses. Nous les avons même vues amener de fausses couches. La plus grande prudence doit donc présider à leur administration.

QUELQUES MOTS SUR L'EMPLOI DES EAUX DE TARASP EN BOUTEILLES

L'usage de continuer l'eau salée de Tarasp après que l'on a quitté les bains et d'emporter à cet effet une certaine provision de la *Lucius Quelle*, en bouteille, ou de la demander dans les pharmacies, étant de plus en plus répandu, il nous paraît nécessaire d'ajouter à ce que nous avons déjà dit, quelques renseignements de nature à faciliter l'emploi de nos eaux en bouteilles, jusque dans les localités les plus éloignées de notre établissement.

La direction des eaux de Tarasp-Schuls, attentive à tout ce qui tend à augmenter la réputation de ses bains, ayant appris qu'une eau factice de Tarasp avait un certain débit à l'étranger, mit tous ses soins à ce que la véritable source fût en mesure de pleinement satisfaire aux besoins du public. A cet effet, elle fait tous les ans mettre en bouteilles et demi-bouteilles une certaine quantité de la *Lucius Quelle* avec les soins les plus minutieux, afin d'éviter la déperdition du gaz et permettre que l'eau se conserve intacte plusieurs années. Il est vrai qu'il se forme à la longue un dépôt dans les bouteilles le mieux bouchées, mais ce n'est que du carbonate de chaux, presque insoluble, qui ne nuit en rien aux substances minérales solubles. Ces bouteilles entourées de paille, s'expédient par caisses de 30 bouteilles entières, ou de 30 demi-bouteilles, et se trouvent dans les principaux dépôts d'eaux minérales.

Les mêmes précautions que nous avons indiquées dans l'emploi des eaux prises à la source, doivent aussi être suivies pour celles que les malades boivent chez eux. S'il ne s'agit que d'une affection peu grave, il suffit de prendre pendant trois ou quatre semaines, une demi-bouteille le matin à jeun. C'est un excellent moyen de compléter une cure commencée à Tarasp, de rétablir les fonctions des organes digestifs et du foie, et en même temps un préservatif efficace contre une rechute. Prise de la même manière, l'eau minérale en bouteille est aussi une bonne préparation à la réussite d'une cure proprement dite.

Dans les maladies graves, ou lorsque, pour une cause ou pour une autre, les malades ne peuvent se rendre à nos eaux, on peut suivre un traitement chez soi avec chance de succès, si l'on se conforme exactement pour tout ce qui tient au régime et à l'exercice à prendre, aux directions que nous avons prescrites. Il est mieux alors de faire deux parts de sa bouteille d'eau et d'en prendre une moitié le matin et l'autre le soir. C'est surtout dans les maladies de l'estomac et du foie, dans la constipation et le catarrhe vésical que nous avons constaté le bon effet de l'eau en bouteille. Il est alors très-essentiel que les selles soient régulières, et si l'eau minérale ne suffit pas, il faut les provoquer par l'emploi d'un léger purgatif.

A ce sujet, nous ne pouvons nous empêcher de répéter qu'il ne faut pas attendre de l'eau salée de Tarasp une action simplement purgative, ni l'employer à l'instar des eaux purgatives de Seidlitz, de Saidschitz, de Püllna ou autres semblables.

COMPTE RENDU DES DIVERSES MALADIES TRAITÉES A TARASP

PENDANT DOUZE ANS.

Après les détails que nous venons de donner sur les établissements de Tarasp-Schuls et sur l'emploi de leurs eaux minérales, nos lecteurs sont en droit de nous demander la preuve que nos assertions sont véritables, et d'exiger qu'on leur démontre par des chiffres que ce que nous avons avancé sur les propriétés curatives de nos eaux, est en tout point conforme à la vérité.

Nous allons résumer en conséquence l'histoire de plus de deux mille cas de maladies observées à Tarasp durant la saison des eaux pendant douze ans, de 1864 à 1875. Nous y trouverons des données suffisantes pour bien établir quelles sont les affections diverses qui ont eu recours à nos eaux, et quels ont été les résultats de leur emploi. Nous présentons notre travail sous forme de tableau, d'abord pour ne pas fatiguer le lecteur par des détails et des redites plus fatigantes qu'utiles, puis parce que le médecin de bains ne pouvant avoir ses malades constamment sous les yeux, comme dans un hôpital, est dans bien des cas forcé de s'en tenir à un traitement sommaire, dont il n'est pas toujoure libre de suivre la marche ni d'apprécier le résultat final.

La majeure partie des maladies que nous avons été appelé à traiter sont des maladies chroniques, les engorgements abdominaux, l'obésité, et autres affections de ce genre, que nous comprenons sous la dénomination générale de pléthore abdominale ou de catarrhe intestinal, à moins que quelque symptôme prédominant et bien caractérisé ne nous permette de leur donner une place à part; tel est, par exemple, le cas de la dégénérescence graisseuse du cœur, de l'engorgement du foie, etc., etc.

Le résultat du traitement est encore plus difficile à obtenir que le diagnostic; trop souvent le médecin des bains est dans l'impossibilité de le constater, car l'effet d'une saison de bains ne se fait souvent sentir que longtemps après qu'elle est terminée, et il est rare alors que le médecin soit avisé; combien de malades compromettent d'ailleurs par leur faute le bien-être qu'ils auraient ressenti s'ils se fussent plus ménagés! Il ne reste ainsi au médecin qui tient à rendre un compte scrupuleux des résultats de sa pratique, d'autre ressource qu'à s'en tenir aux impressions des malades eux-mêmes et de leurs alentours à la fin de la cure et d'y joindre les siennes. C'est cette manière de procéder que nous avons suivie pour établir le tableau que nous mettons sous les yeux de nos lecteurs. Mais nous voulons auparavant revenir sur quelques faits généraux qui permettent de mieux apprécier, au point de vue pratique, l'importance des eaux de Tarasp, telle qu'elle ressort de l'inspection de nos tableaux.

Nous voyons tout d'abord que les maladies des voies digestives, y compris celles du foie, sont de beaucoup les plus nombreuses qui se présentent à Tarasp (plus de 61 p. 100 des malades). Puis suivent l'anémie et la chlorose, partage exclusif du sexe féminin (près de 15 p. 100 du nombre total). Notons en passant que la proportion des malades qui font usage de l'eau purgative et de ceux qui n'usent que de l'eau ferrée, ne peut s'établir d'une manière absolue, puisque dans nombre de cas l'emploi simultané des deux sortes d'eaux est nécessaire au succès du traitement. Combien, par exemple, de personnes atteintes de chlorose qui, souffrant en même temps d'engorgement du foie, de dyspepsie ou de constipation, ne peuvent pas en commençant supporter l'eau ferrugineuse, parce qu'elle trouble leur digestion ou leur cause des congestions, et qui finissent par en éprouver les bons effets si elles prennent la précaution de commencer leur cure par l'eau purgative de la *Lucius Quelle?* D'un autre côté, ils sont nombreux les malades qui, à l'eau salée prise le matin, joignent quelques verres de l'eau ferrée de la *Wy Quelle* pris dans la soirée, et qui s'en trouvent tout restaurés et fortifiés.

Signalons aussi les bons effets de l'eau purgative de la *Lucius Quelle* dans les maladies du bas-ventre et dans les nombreuses incommodités qui en résultent; mais observons en même temps qu'en suite de son action fortifiante, il arrive souvent que l'on voit disparaître d'une manière durable la plus opiniâtre constipation, et par la même raison cesser une diarrhée déjà ancienne.

Le bon effet de l'eau salée de Tarasp dans les maladies du foie est bien connu; nous l'avons vue diminuer d'une manière très-sensible le volume de cet organe engorgé, ainsi que celui de la rate, et amener l'évacuation de nombreux calculs biliaires. Son action n'est pas moins avantageuse aux personnes atteintes du ténia ou d'autres vers intestinaux.

Moyennant bien des précautions et une diète sévère il est des cas d'ulcérations chroniques de l'estomac, où nous avons vu nos eaux produire des effets avantageux;

mais nous avons vu aussi, plus d'un cas, où l'absorption imprudente d'une trop grande quantité d'eau a causé de fortes hémorrhagies.

Les eaux de Tarasp sont absolument contre-indiquées dans les affections franchements cardialgiques de l'estomac, car elles augmentent les douleurs et les angoisses. Il faut cesser leur emploi et recourir plutôt aux eaux chaudes de Bormio ou de Ragaz.

Il en est de même pour les maladies organiques du cœur. Tarasp les aggrave, et cependant nous voyons constamment des personnes les essayer, contre notre avis, et n'y renoncer que lorsque l'aggravation de leurs maux, l'œdème et l'asthme, leur prouvent qu'ils ont fait fausse route. Par contre, nous voyons tous les jours les bons effets de la *Lucius Quelle* administrée avec prudence chez les sujets obèses, ou atteints de la dégénérescence graisseuse du cœur, et chez les buveurs. Il suffit de deux ou trois semaines de séjour à Tarasp, pour voir le pouls et les mouvements du cœur devenir plus libres, plus réguliers et les crises d'asthme disparaître. Des personnes qui en commençant leur cure pouvaient à peine monter un escalier, font au bout de peu de semaines, de longues promenades et escaladent sans difficulté les montagnes de nos environs.

A en juger par le petit nombre d'observations recueillies jusqu'ici, nous pouvons affirmer : que Tarasp se montre fort utile pour la guérison des maladies des voies urinaires, la colique néphrétique, le catarrhe vésical, la gravelle et même la pierre. Nous en dirons autant du diabète sucré, car nous avons vu, comme le professeur Dietrich de Munich, l'eau de Tarasp diminuer sensiblement la dose du sucre, qui existe dans les urines. Chez un malade que nous voyons journellement, nous avons constaté que, depuis trois ans, il n'a pas eu de nouvelle atteinte de diabète. Ce résultat ne surprendra pas, si nous rappelons l'analogie qui existe entre notre *Lucius Quelle* et les eaux de Carlsbad et de Vichy. Il n'en est pas moins d'un haut intérêt, à nos yeux, de pouvoir indiquer Tarasp, comme une des localités où le diabète, cette affection à la fois si mystérieuse et si effrayante, peut être effectivement soulagée. L'emploi simultané de l'eau ferrée et de l'eau salée, joint à notre climat alpestre, contribue aussi à cet heureux résultat.

Il est plutôt rare que les maladies de la peau se trouvent bien de l'emploi de nos eaux; tandis que la goutte, le rhumatisme, les affections scrofuleuses en éprouvent en général un très-bon effet.

Comme nous l'avons déjà dit, la *Lucius Quelle* est un véritable spécifique contre la disposition à un trop fort embonpoint, si toutefois on s'astreint à un régime convenable, pendant et après la cure. Nous avons vu plus d'une fois s'opérer une diminution de poids de 12 jusqu'à 30 livres (6 à 15 kilos), sans que les malades se sentissent affaiblis ou éprouvés; bien au contraire, ils se trouvaient beaucoup plus lestes et plus dispos qu'en commençant le traitement.

Les malades atteints de maux nerveux, de migraines, de vapeurs, éprouvent souvent du soulagement après une saison passée à Tarasp, et renouvellent volontiers leur séjour; mais il en est tout différemment pour les personnes qui ont à souffrir de vraies névralgies, du tic douloureux ou de la sciatique; il est bien rare qu'elles se sentent soulagées, elles éprouvent au contraire une aggravation de leurs maux, et doivent bien vite cesser leur traitement. La même chose arrive pour l'épilepsie, comme nous avons déjà eu occasion de le dire, et cependant bien des malades persistent à essayer nos eaux minérales et s'en trouvent mal! On agit de même dans bien des cas de syphilis, et avec tout aussi peu de résultats. C'est du temps et de l'argent perdus que de recourir à Tarasp dans ces cas là.

Pour l'intelligence du tableau statistique des résultats pratiques de l'emploi des eaux de Tarasp, nous dirons que la lettre A sert à désigner les cas heureux dans lesquels une guérison complète, ou partielle, ou simplement une amélioration sensible dans l'état du malade ont été le résultat de la cure; tandis que B désigne non-seulement les cas où elle n'a pas réussi, mais encore ceux où elle a aggravé la maladie. La lettre C indique le total des malades pour chaque classe et D le total général des cas observés pendant douze ans. Nous avons réparti les diverses maladies en dix classes, subdivisées elles-mêmes en ordres plus ou moins nombreux suivant le besoin.

TABLEAU DES MALADIES OBSERVÉES A TARASP-SCHULS PENDANT DOUZE ANS, DE 1864 A 1875.

NOMBRE DES MALADIES réparties en 10 classes.	A Guérison complète ou partielle.	B Guérison nulle ou à peu près.	C Total par classe.	D TOTAL GÉNÉRAL A	D TOTAL GÉNÉRAL B
I. Maladies des organes digestifs.					
1° Maladies de l'estomac et des intestins, catarrhe chronique, mauvaises digestions, vomissements, aigreurs, pyrosis, gonflements, renvois, etc....	436	76	512		
2° Catarrhe chronique du gosier	15	1	16		
3° Pléthore abdominale, affections hémorrhoïdales, etc....	427	46	473		
4° Obstructions chroniques....	104	47	151		
5° Ténias....................	5	0	5		
Ensemble.......	987	170	1154	984	170
Soit A 85 1/2 et B 14 1/2 0/0.					
II. Maladies du foie.					
Engorgements, dégénérescence graisseuse, ictère, calculs biliaires, polycholie	153	33	186	153	33
Soit A 83 et B 17 0/0.					
III. Maladies de la rate.					
Suite des fièvres paludéennes..	12	2	14	12	2
Soit A 85.70 et B 14.30 0/0.					
IV. Maladies des organes respiratoires.					
1° Catarrhe chronique du larynx et des bronches............	51	9	60		
2° Asthme..................	2	1	3		
3° Epanchement pleurétique...	3	5	8		
Ensemble.......	56	15	171	56	15
Soit A 78.87 et B 21.13 0/0.					
V. Maladies du cœur.					
1° Hypertrophie, anomalies des valvules..................	1	15	16		
2° Dégénérescence graisseuse..	31	6	37		
Ensemble.......	32	2	53	32	21
Soit A 69.40 et B 39.60 0/0.					
A reporter..................			137	1237	241

NOMBRE DES MALADIES réparties en 10 classes.	A Guérison complète ou partielle.	B Guérison nulle ou à peu près.	C Total par classe.	D TOTAL GÉNÉRAL A	 B
VI. Maladies des voies urinaires.					
Report.....	.....	.....	1378	1237	241
1° Maladies de la vessie......	26	8	34		
2° Calculs rénaux, coliques néphrétiques................	11	3	14		
3° Albuminurie chronique.....	4	3	7		
Ensemble.......	41	14	55	41	14
Soit A 74.55 et B 25.45 0/0.					
VII. Maladies nerveuses.					
1° Céphalalgie, migraine......	32	23	55		
2° Névralgie................	1	6	7		
3° Epilepsie................	0	3	3		
4° Vertige..................	10	1	11		
5° Hystérie.................	65	14	79		
Ensemble.......	108	47	155	108	47
Soit A 69.67 et B 30.33 0/0.					
VIII. Anomalies de la sanguification.					
1° Goutte, rhumatisme........	46	28	74		
2° Scrofules................	17	3	20		
3° Obésité..................	124	13	137		
4° Syphilis constitutionnelle...	0	3	3		
Ensemble.......	187	47	234	187	47
Soit A 80 et B 20 0/0.					
IX. Maladies des femmes.					
1° Chlorose, anémie, aménorhée et blennorhée..............	202	29	231		
2° Engorgements chroniques de l'utérus..................	11	4	15		
Ensemble.......	213	33	246	213	33
Soit A 86.60 et B 13.40 0/0.					
X. Maladies de la peau, tumeurs.					
1° Exanthèmes chroniques....	8	11	19		
2° Goître et tumeurs bénignes.	14	5	19		
3° Formation de nouveaux tissus de mauvaise nature.....	0	4	4		
Ensemble.......	22	20	42	22	20
Soit A 47.52 et B 52.38 0/0.				1184	402
Total des maladies..........			2213	2213	

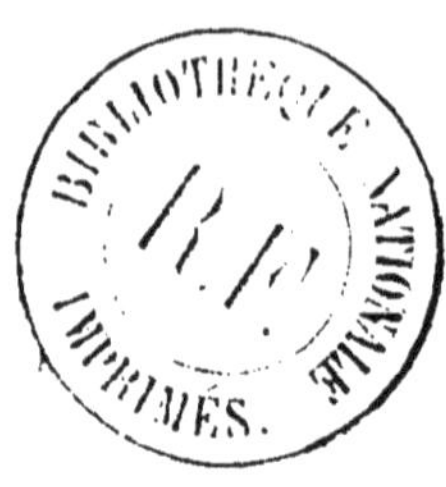

TABLE

PARIS. — IMPRIMERIE DE E. MARTINET, RUE MIGNON, 2

ADRESSES

J.-U. Könz, ancien membre du Conseil des États, président du Conseil d'administration de la société de Tarasp-Schuls, à Guarda.

J. Planta-Wildenberg, directeur du Kurhaus.

J. Wather, directeur de l'économat (Invitation de s'adresser à lui pour être admis au Kurhaus).

Dr Killias, médecin des bains au Kurhaus, dans la saison des eaux, à Coire le reste de l'année.

Hôtels à Schuls : Hôtel Belvédère, hôtel de la Poste, hôtel Könz, hôtel a Porta, hôtel Helvetia.

Dito à Vulpera : Steiner, Bellevue, pension Tell, Alpenrose, Vanoss

Médecins à Schuls : Dr Arquint, Dr a Porta.

Dépôt principal des eaux minérales de Tarasp, pour la Suisse, l'Allemagne et la France : *station du chemin de fer de Landquart (Suisse), depôt des eaux de Tarasp.*

Dito pour l'Italie, Domenico Degiacomi à Chiavenne.

Dito pour la Pologne et la Russie, Heyl et Cie, à Berlin.

L'expédition des eaux de Tarasp se fait par caisses de 30 bouteilles et de 30 demi-bouteilles.

Communication : Chemin de fer de Bâle et Genève, station de Landquart.

OUVERTURE DE L'ÉTABLISSEMENT DE TARASP-SCHULS ET DU KURHAUS

Le milieu du mois de Juin

PARIS. — IMPRIMERIE DE E. MARTINET, RUE MIGNON, 2

www.ingramcontent.com/pod-product-compliance
Ingram Content Group UK Ltd.
Pitfield, Milton Keynes, MK11 3LW, UK
UKHW020424230726
13925UKWH00004B/1600

9 782019 277284